Human Anatomy

Word Puzzles

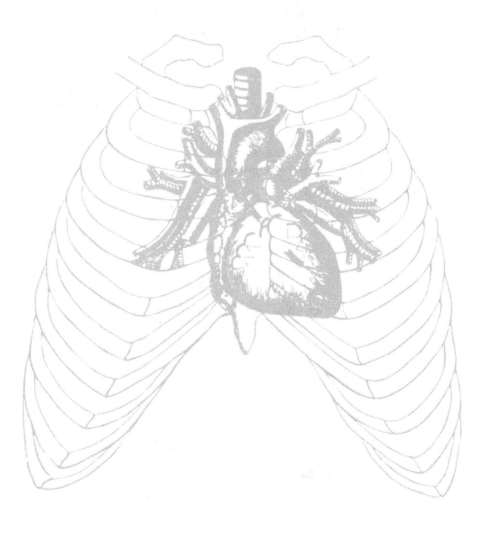

wenpublishing.com

WEN Publishing is pleased to launch a series of books:
"*Word Puzzles for Healthcare Professionals*".

The series includes Word Searches, Double puzzles
Word Scrambles and Cryptograms.
These books are useful for education and revision
plus, they are fun to complete.

Disclaimer

The publisher and author have made every effort when preparing this book, with respect to accuracy of the terms used. However, due to the format of the word search puzzles, some terms may have been excluded to allow words to fit the puzzle grid.

WEN Publishing, British Columbia, Canada

http://wenpublishing.com/

https://www.facebook.com/WENpublishing

ISBN 978-0-9952908-8-4

Comments from readers

"For those who are fed up with the rather dry way of learning with rote textbook memorization, these puzzles will provide a fun yet educational break from ordinary learning." Dianne Greenlay Physiotherapist & Author

"...this book could be used as a revision aid and that would go down well with students." Liz Holey, Professor Emeritus, International Consultant, Health and Higher Education

"You are super creative; I hope it helps make studying easier and more fun for many!" Stephanie Staples Certified Speaking Professional

"I enjoyed them. I am one who needs to learn with any help I can get visual, manual, verbal what have you. Also, a great way to keep the proper spellings, particularly useful in terms of conditions and anatomy in my charting work." Angela Short Massage Therapist

How to complete Word Search Puzzles

P	K	W	J	P	S	A	J	S	X	Q	I	Y	S	C	S
K	T	P	K	T	J	R	T	J	L	W	Y	E	R	R	Q
E	W	D	M	J	S	Y	C	M	R	O	I	H	B	D	M
W	N	E	M	U	A	I	P	E	E	R	Y	K	R	J	U
G	O	S	I	H	M	V	D	Q	H	D	P	A	K	B	S
O	M	G	R	I	D	Z	K	E	Y	S	W	K	U	K	B
D	K	U	L	L	E	F	P	D	N	R	T	G	Z	G	K
O	Y	H	K	H	J	P	R	H	O	T	C	I	T	I	I
W	T	K	M	G	N	A	F	F	I	T	I	G	G	Q	K
N	H	P	M	G	W	U	L	I	C	D	O	F	G	W	W
N	O	E	L	K	L	N	Q	J	N	E	D	Z	Y	U	S
D	H	V	C	L	Z	M	I	A	D	D	S	E	V	T	F
T	A	A	P	K	D	N	C	K	L	S	B	V	N	X	H
Q	B	H	I	G	H	L	I	G	H	T	E	R	X	Y	X
F	D	I	A	G	O	N	A	L	G	B	P	P	P	K	J
K	S	B	O	P	F	W	I	E	C	I	R	C	L	E	T

The listed words are hidden in the grid

They can be forward, backward, up, down or diagonal

CIRCLE	WORDS	FIND	THEM
HIGHLIGHTER	IDENTIFY	HIDDEN	GRID
FORWARD	BACKWARD	DOWN	DIAGONAL

Circle the words as you find them

Or use a highlighter to identify words

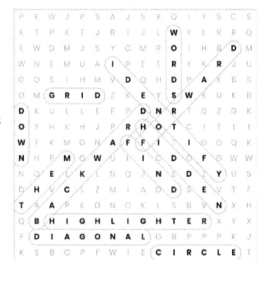

Anatomical Directions

Relative Positions of Body Parts.

```
H  O  P  Q  X  L  K  P  P  H  G  J  L  E  K  S
I  X  U  Z  P  N  P  D  R  T  J  R  V  B  U  U
H  V  J  M  A  O  D  E  E  P  O  N  P  A  D  P
R  J  D  B  H  J  S  C  E  I  K  I  F  R  I  E
L  K  D  I  T  I  F  T  R  J  Q  M  L  S  B  R
T  V  O  C  S  I  Z  E  E  Z  M  A  A  P  A  F
O  I  E  M  N  T  P  V  X  R  M  W  D  F  N  I
D  G  W  N  D  U  A  L  P  I  I  S  W  Z  T  C
B  D  W  Y  S  Q  A  L  X  N  M  O  Q  M  E  I
C  Y  B  C  V  R  A  O  C  F  E  J  R  J  R  A
V  D  Q  F  E  S  R  P  D  E  D  W  K  M  I  L
I  Q  A  T  T  P  M  S  F  R  I  W  Q  H  O  Z
J  J  A  Q  V  U  Y  F  A  I  A  V  D  D  R  S
R  L  Q  B  Z  I  B  Z  F  O  L  C  X  W  O  W
Q  K  N  U  T  B  I  A  S  R  F  H  B  U  H  U
F  O  C  U  W  B  Q  V  H  V  Y  F  A  K  E  K
```

SUPERIOR   INFERIOR   ANTERIOR   POSTERIOR
MEDIAL   LATERAL   PROXIMAL   DISTAL
SUPERFICIAL   DEEP

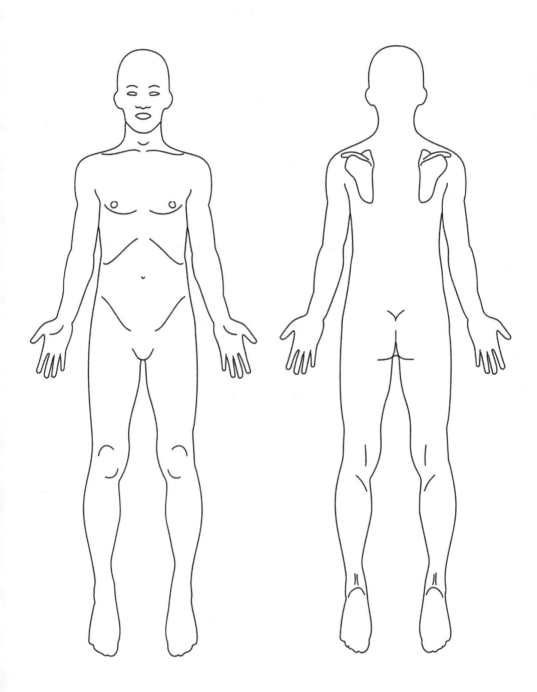

Apenicular Skeleton

Upper and Lower Extremeties

```
I  L  O  A  I  B  Z  T  S  G  F  Q  E  Q  R  C
M  I  K  S  C  A  P  U  L  A  E  X  U  I  M  T
F  I  V  Z  C  O  X  A  L  B  O  N  E  J  E  M
Y  S  A  A  C  L  F  S  I  W  V  Q  X  E  T  E
E  C  M  F  Z  A  U  E  S  S  D  F  U  B  A  T
W  H  V  S  X  R  L  U  C  V  V  E  W  A  C  A
H  I  T  C  E  P  I  C  A  A  E  V  L  H  A  T
V  U  N  M  T  D  J  R  A  L  R  U  Z  H  R  A
N  M  U  O  A  A  U  E  C  N  B  P  Y  N  P  R
R  H  T  R  V  M  R  I  U  I  E  A  A  Q  A  S
P  V  V  I  E  U  V  S  F  L  J  U  N  L  L  A
O  L  E  F  B  A  B  B  A  S  N  J  S  P  S  L
H  K  Z  H  L  I  X  T  O  L  O  A  B  O  K  S
B  S  D  C  S  J  A  B  I  J  S  P  U  V  M  O
Y  D  P  H  A  L  A  N  G  E  S  L  Y  H  Y  K
A  C  R  O  M  I  O  N  P  R  O  C  E  S  S  C
```

CLAVICLE	SCAPULA	HUMERUS
ULNA	RADIUS	COXALBONE
CALCANEUS	PHALANGES	METATARSALS
TARSALS	FIBULA	TIBIA
FEMUR	ISCHIUM	METACARPALS
CARPALS	ACROMIONPROCESS	

Axila Skeleton

```
U  C  I  W  I  K  K  Y  X  O  D  I  V  N  L  F
H  O  Z  H  P  A  L  Y  C  L  K  L  T  E  C  H
Z  S  M  O  P  S  C  B  L  I  A  U  T  W  P  E
Y  T  P  Y  V  C  R  U  M  N  Y  D  R  A  Q  Z
G  A  R  I  O  L  K  E  M  A  N  D  I  B  L  E
O  L  N  C  N  S  X  Y  M  G  Q  U  J  H  Y  N
M  O  A  I  D  E  G  R  Z  A  M  F  Y  H  E  K
A  R  S  N  V  P  I  G  X  U  X  N  L  G  C  F
T  B  A  I  S  E  J  S  R  B  K  I  A  L  U  H
I  I  L  J  E  K  R  C  T  X  R  L  L  U  V  A
C  T  B  E  J  Q  A  T  T  E  I  I  K  L  I  T
E  U  O  T  D  S  C  O  E  T  R  P  B  D  A  K
W  V  N  M  S  O  B  K  R  B  S  N  V  S  N  F
A  M  E  C  C  J  W  A  O  M  R  H  U  L  V  B
E  S  V  J  D  W  C  D  I  L  Z  A  N  M  T  G
F  R  O  N  T  A  L  B  O  N  E  Z  F  G  O  T
```

SKULL	FRONTALBONE	NASALBONE
ZYGOMATIC	MAXILLA	MANDIBLE
ORBIT	SPINE	VERTEBRA
SACRUM	COCCYX	RIBS
COSTAL	CARTILAGE	STERNUM

Bones of the skull

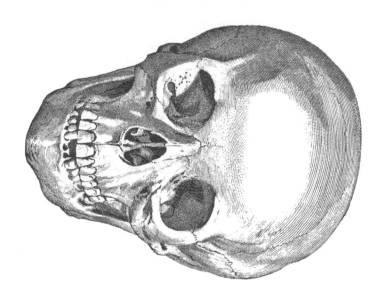

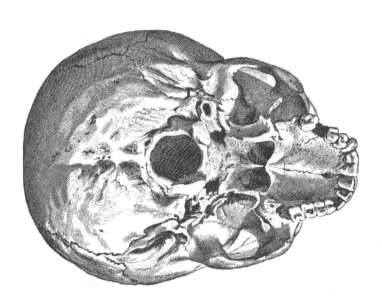

Bones of the Skull
Cranial, Face, and Ear

V	P	Z	Y	G	O	M	A	T	I	C	I	M	N	E	S
G	M	A	L	L	E	U	S	Q	X	N	F	W	A	G	Z
W	G	O	C	C	I	P	I	T	A	L	N	L	K	Q	J
S	N	P	P	N	D	P	E	Y	E	T	L	O	J	Y	J
I	O	S	A	B	A	M	A	N	D	I	B	L	E	N	Z
T	N	J	H	L	Z	S	M	R	X	U	B	T	S	R	E
Y	E	C	U	G	A	F	A	A	I	R	H	E	D	E	P
W	S	M	U	P	I	T	M	L	K	E	K	Y	L	K	D
R	X	N	P	S	R	T	I	A	U	C	T	A	L	O	H
U	E	K	R	O	F	X	S	N	W	C	T	A	I	U	S
K	S	T	O	B	R	P	R	Z	E	N	M	N	L	E	B
V	F	O	H	V	P	A	D	K	O	I	E	C	P	G	S
R	N	M	P	M	C	Q	L	R	R	H	Q	A	Q	M	J
I	E	L	G	O	O	B	F	C	P	O	T	K	R	C	A
B	T	C	G	A	H	I	A	S	J	S	Y	W	M	F	T
Q	E	J	N	C	U	L	D	V	Z	W	O	B	L	M	M

FRONTAL   PARIETAL   TEMPORAL
OCCIPITAL   SPHENIOD   ETHMOID
NASAL   MAXILLA   ZYGOMATIC
MANDIBLE   LACRIMAL   PALATINE
MALLEUS   INCUS   STAPES

Head and Neck 1

```
O  B  P  D  O  R  F  L  K  J  N  L  F  M  S  K
D  N  N  J  N  Z  Y  U  I  K  S  X  B  V  C  C
H  Z  A  A  T  T  S  X  Z  N  R  Z  U  W  P  Y
Y  A  B  S  V  O  L  B  G  W  G  U  C  U  Z  T
O  U  P  P  A  I  N  E  N  E  T  U  B  B  E  H
I  B  G  W  S  L  L  G  I  F  A  B  A  R  S  A
D  M  N  N  F  D  B  R  U  A  B  R  O  L  O  R
B  E  O  D  D  X  K  O  H  E  H  I  A  S  F  D
O  T  Z  I  Z  H  U  C  N  Q  R  T  H  F  T  P
N  A  M  J  Y  Y  N  Y  N  E  N  M  V  E  P  A
E  D  I  O  S  O  Z  R  F  O  R  A  M  G  A  L
Z  U  O  R  C  J  Z  N  R  Z  P  F  E  R  L  A
O  M  B  J  F  V  I  F  G  I  E  I  C  E  A  T
H  N  R  S  U  P  E  R  I  O  R  W  C  S  T  E
Z  S  I  N  U  S  S  A  W  W  N  K  G  B  E  N
H  P  F  T  E  U  S  T  A  C  H  I  A  N  J  W
```

EUSTACHIAN	CONCHA	SUPERIOR
AIR	SINUS	FRONTAL
NASALBONE	MIDDLE	INFERIOR
HARDPALATE	TONGUE	SOFTPALATE
HYOIDBONE	LINGUAL	TONSIL

Head Neck 2

```
T  Z  M  Y  E  W  E  S  O  P  H  A  G  U  S  K
Z  H  P  Y  A  K  N  E  N  Y  L  Q  D  N  O  E
L  Q  Y  E  Z  V  Y  N  F  A  A  L  U  V  U  P
A  Q  J  R  A  B  A  I  J  F  E  X  V  H  H  I
E  X  F  A  O  N  G  T  X  G  N  H  F  N  P  G
G  N  G  Y  P  I  X  A  Y  Y  C  S  C  J  O  L
N  C  K  J  P  V  D  L  R  W  U  V  W  A  N  O
Y  A  A  L  E  P  F  A  B  A  Y  O  A  F  R  T
R  L  C  R  E  K  H  P  D  T  P  C  E  F  W  T
A  P  I  D  T  P  O  E  L  L  X  A  J  I  L  I
H  V  I  S  O  I  N  S  E  E  N  L  G  R  X  S
P  N  Z  R  N  O  L  C  O  R  D  S  D  A  K  U
U  I  O  J  I  O  G  A  U  D  Z  A  T  Q  S  J
X  H  A  D  O  R  T  O  G  O  M  L  W  J  U  Q
N  H  S  K  O  O  A  Q  N  E  M  O  Y  U  O  P
Q  J  W  S  P  H  E  N  O  I  D  A  L  G  O  W
```

THYROID   CARTILAGE   VOCAL
CORDS   TRACHEA   SPHENOIDAL
PHARYNGEAL   ADENOIDS   TONSIL
UVULA   PALATINE   OROPHARYNX
EPIGLOTTIS   ESOPHAGUS

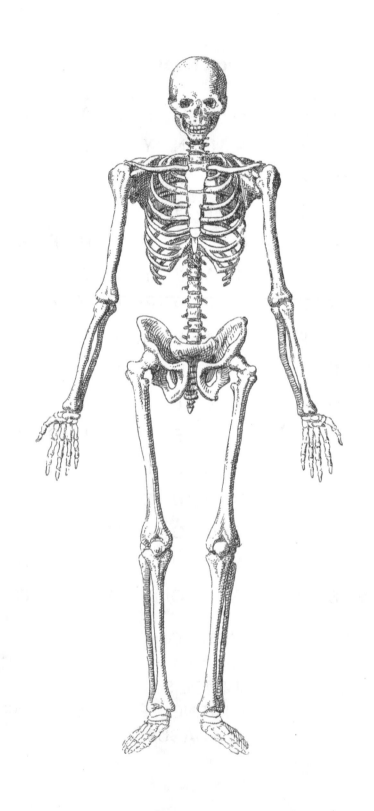

Skeleton 1

```
X  E  I  N  T  S  S  M  T  C  F  L  S  Y  L  X
D  E  O  N  K  E  S  T  D  L  A  E  Z  R  X  I
B  F  G  Y  C  T  V  P  W  U  N  Z  L  Y  N  L
V  P  L  A  P  T  J  C  I  O  A  S  A  M  S  M
J  N  F  O  S  H  Z  T  B  N  C  P  U  B  L  B
Z  P  F  I  O  J  Y  R  K  P  E  E  I  H  W  Q
H  G  R  E  D  J  A  O  T  E  O  R  Y  K  T  E
J  W  Y  H  E  E  H  S  I  D  E  I  V  Z  A  H
P  E  S  T  A  T  W  L  K  D  H  M  S  R  W  K
R  L  J  T  D  N  X  V  L  U  U  X  B  S  U  A
I  E  S  V  E  A  D  U  I  I  L  E  W  D  B  H
T  G  N  J  R  R  O  Q  N  A  T  L  O  P  L  R
C  M  F  O  A  H  N  A  O  R  R  T  T  P  G  V
R  I  H  K  S  S  R  U  E  M  S  K  I  H  W  A
W  T  Q  F  B  C  D  V  M  N  R  H  A  V  L  W
P  W  G  U  Z  A  N  K  L  E  F  V  F  X  Q  J
```

SKULL	CRANIUM	EARBONES	FACE
SPINE	VERTEBRAE	THORAX	RIBS
STERNUM	HYOID	SHOULDER	ARM
WRIST	HAND	HIP	LEG
ANKLE	FEET		

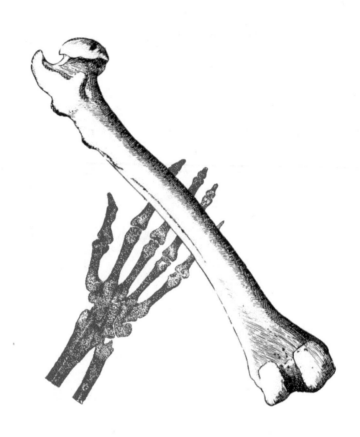

Skeleton 2
Types of bone and function

```
P E R I O S T E U M Y S L M R S
U M Y N O Y S U P P O R T T I C
F O Z U V F L A T B D R X S Y Z
X V O A N Q V L S D Z K Y L P M
Y E H Q C U T I Y O Y H B Q S E
O M R B I Q S H V G P J J H R D
M E M I G Y Y G Q I Q H M A V U
H N F A H P S F P S H O L S H L
D T S P P M G E P B G U G T V L
S A A H D A T A E W G N G O X A
O I N W O R X S J E O C D R O R
D N T C E R M M R L T A D A Q Y
X J L G C O T R K X O V P G H H
K C C D Q W I G I O W I A E L R
Q P R O T E C T I O N T J K R R
P V E C W M J A D T D Y S H S P
```

LONG

SHORT

FLAT

IRREGULAR

SUPPORT

PROTECTION

MOVEMENT

STORAGE

EPIPHYSIS

DIAPHYSIS

PERIOSTEUM

MARROW

MEDULLARY

CAVITY

Body Cavities and Regions

Two Major Body cavities & Nine Abdominal Regions.

```
D  R  S  Y  P  Q  H  Q  R  S  B  U  N  Y  E  H
Z  F  E  A  P  B  A  X  I  F  W  V  F  L  C  A
F  R  D  P  D  L  J  R  T  H  O  R  A  C  I  C
J  X  E  T  I  P  E  W  F  W  S  R  S  N  L  M
Q  R  Y  F  D  G  N  U  N  O  T  U  R  D  E  E
S  I  X  T  O  N  A  A  R  N  A  E  P  L  F  D
V  G  L  H  R  U  X  S  E  A  B  I  A  G  T  I
I  H  S  Q  S  F  M  V  T  M  L  N  K  C  I  A
L  T  A  L  A  P  O  B  U  R  I  H  T  T  L  S
O  I  F  R  L  G  D  L  I  M  I  F  T  Y  I  T
G  L  S  U  G  Y  T  E  O  L  L  C  B  B  A  I
M  I  D  H  E  F  H  D  X  I  I  J  V  S  C  N
F  A  E  C  E  P  B  H  F  A  J  C  Q  Q  G  U
Q  C  A  L  D  A  Q  F  N  O  S  S  A  U  O  M
H  Y  P  O  G  A  S  T  R  I  C  F  U  L  G  F
J  X  P  J  R  I  G  H  T  L  U  M  B  E  R  P
```

VENTRAL	DORSAL	THORACIC
MEDIASTINUM	PLEURAL	ABDOMINAL
EPIGASTRIC	RIGHTLUMBER	LEFTLUMBER
UMBILICAL	RIGHTILIAC	LEFTILIAC
HYPOGASTRIC		

Body Systems
Major Organ Systems

```
D  K  J  Y  Z  A  X  R  E  J  J  M  W  S  C  D
A  C  I  N  T  E  G  U  M  E  N  T  A  R  Y  Z
G  T  Q  E  L  Y  M  P  H  A  T  I  C  R  E  R
D  Z  W  R  R  H  S  N  I  B  G  J  P  V  Y  E
Z  H  S  V  D  E  C  J  J  T  E  T  I  R  Y  P
B  J  K  O  E  S  U  C  V  R  T  A  R  O  R
L  F  E  U  N  O  F  P  V  Y  S  N  A  M  W  O
Y  U  L  S  D  I  X  Z  I  E  I  L  B  L  X  D
M  A  E  J  O  U  G  D  G  R  U  I  S  X  K  U
E  T  T  Y  C  B  A  I  U  C  A  B  B  Q  P  C
C  V  A  N  R  F  D  R  S  S  D  T  D  H  N  T
F  L  L  W  I  C  D  U  R  P  F  F  O  Y  P  I
C  Y  G  S  N  X  M  J  C  B  I  V  L  R  I  V
D  Q  Y  P  E  E  O  Z  U  C  D  F  V  K  Y  E
Z  J  C  A  R  D  I  O  V  A  S  C  U  L  A  R
E  C  M  E  J  C  O  U  F  N  M  H  M  M  S  H
```

INTEGUMENTARY   SKELETAL   MUSCULAR
NERVOUS   ENDOCRINE   CARDIOVASCULAR
LYMPHATIC   RESPIRATORY DIGESTIVE   URINARY
REPRODUCTIVE

Tissues
Types of Tissue

```
L  C  C  O  N  N  E  C  T  I  V  E  J  B  A  D
N  S  O  T  Y  T  F  I  B  R  O  U  S  R  I  F
U  S  H  L  Z  Y  W  C  N  E  L  G  R  O  E  L
P  Y  Q  K  L  P  M  Q  K  A  S  A  L  N  S  P
E  O  D  U  D  A  W  Z  D  A  L  E  O  T  T  Y
E  U  N  S  A  E  G  I  A  O  K  B  B  C  R  J
P  Y  I  H  F  M  O  E  E  D  M  R  J  E  A  X
I  C  C  E  C  B  O  R  N  M  I  D  V  R  T  J
T  A  A  M  U  O  A  U  N  Q  I  P  S  L  I  L
H  R  R  C  U  M  L  H  S  E  V  Q  O  I  F  V
E  D  T  U  N  U  J  U  N  M  R  Z  B  S  I  H
L  I  I  X  I  S  C  L  M  Q  O  V  B  P  E  T
I  A  L  O  M  C  V  E  P  N  A  O  O  X  D  F
A  C  A  Y  U  L  M  C  J  Q  A  V  T  U  I  C
L  P  G  S  K  E  L  E  T  A  L  R  R  H  S  X
I  H  E  M  O  P  O  I  E  T  I  C  U  H  H  V
```

EPITHELIAL	CONNECTIVE	MUSCLE
NERVOUS	SQUAMOUS	CUBOIDAL
COLUMNAR	STRATIFIED	AREOLAR
ADIPOSE	FIBROUS	BONE
CARTILAGE	HEMOPOIETIC	COLLAGEN
CARDIAC	SMOOTH	SKELETAL
KELOID		

Organs 1

```
V E S M S P A N C R E A S Y L A
A B I J T P O H R R J A K S I A
V L L U O O U A N Y T C T M V V
X O K T M S Z I A H E A R T E J
W O Y M A U S R I L E S D U R O
W D I T C K K V L V Y R J O M I
Y V M L H Z I F S R O S G L U N
G E N M G B N R K C Y Z V S S T
B S K E K L O W L I A R U X C S
O S H K R T A A Y B A G W H L A
N E V I P V N N L A S G B E Z
E L S E Y I E I D H M O E R S B
S S C F P E A S P S W S E N S E
Z E A S Q R T O J P U M W L W C
R R I O B D S B L A D D E R C M
F I N S W E A T G L A N D S R V
```

SKIN	HAIR	NAILS
SENSE	RECEPTORS	SWEATGLANDS
OILGLANDS	BONES	JOINTS
MUSCLES	BRAIN	SPINALCORD
NERVES	HEART	BLOODVESSELS
STOMACH	LIVER	BLADDER
PANCREAS	ESOPHAGUS	

Organs 2

```
I  W  M  N  U  N  B  L  L  D  S  V  M  E  S  K
M  Y  K  G  R  H  R  X  A  O  M  A  P  Y  U  P
G  S  D  H  E  R  O  P  C  R  S  Q  E  H  R  S
A  T  W  D  C  S  N  K  C  B  Y  N  O  E  F  J
L  B  H  D  T  P  C  W  V  F  D  N  D  A  P  S
L  B  A  E  U  L  H  F  T  I  Z  D  X  R  O  T
B  I  I  A  M  E  I  B  K  A  A  I  K  T  K  R
L  U  N  F  K  E  X  V  B  L  Q  W  M  A  K  A
A  U  T  T  P  N  V  O  B  R  L  U  N  G  S  C
D  R  N  Q  E  H  O  F  D  O  S  S  N  E  R  H
D  E  G  G  A  S  A  S  K  B  U  H  X  S  U  E
E  T  Q  H  S  X  T  R  E  M  A  X  U  E  L  A
R  H  V  X  N  F  L  I  Y  B  V  F  B  F  C  I
D  R  Z  O  M  Z  W  H  N  N  A  E  Y  E  F  P
P  A  T  M  Q  B  T  Y  B  E  X  Y  B  O  U  G
N  A  P  P  E  N  D  I  X  H  S  N  I  K  T  O
```

THYMUS	SPLEEN	NOSE
PHARYNX	LARYNX	TRACHEA
BRONCHI	LUNGS	KIDNEYS
BLADDER	URETHRA	GALLBLADDER
EYE	HEART	INTESTINE
RECTUM	APPENDIX	

Major Arteries

```
F  N  N  E  M  E  S  E  N  T  E  R  I  C  U  R
E  Z  I  O  C  C  I  P  I  T  A  L  J  L  T  M
X  O  M  N  Q  Z  K  P  N  K  L  F  A  L  F  B
T  F  C  X  T  K  H  O  T  A  X  E  A  T  A  R
E  A  S  A  T  E  M  X  I  X  T  N  R  I  X  A
R  J  P  X  R  M  R  C  B  I  E  A  X  B  I  C
N  C  L  I  O  O  A  N  P  R  C  U  X  I  L  H
A  O  E  C  Z  F  T  O  A  R  S  P  W  A  L  I
L  R  N  W  M  Q  P  I  I  L  A  S  A  L  A  A
D  O  I  Q  X  L  W  L  D  Q  O  D  A  U  R  L
H  N  C  E  L  I  A  C  N  G  K  T  I  W  Y  B
U  A  B  Q  J  R  Y  O  W  E  R  P  O  A  A  N
X  R  O  F  O  D  B  M  L  A  D  M  W  D  L  L
D  Y  Q  M  B  Q  K  N  N  G  U  Z  E  B  Z  T
P  Q  E  W  D  A  I  L  I  A  C  S  D  X  F  K
P  F  N  N  E  S  U  B  C  L  A  V  I  A  N  O
```

OCCIPITAL	FACIAL	INTERNAL
EXTERNAL	CAROTID	COMMON
SUBCLAVIAN	CORONARY	CELIAC
SPLENIC	RENAL	MESENTERIC
AXILLARY	BRACHIAL	RADIAL
ULNAR	ILIAC	FEMORAL
POPITEAL	TIBIAL	

Lymphatic System

```
M S U B M A N D I B U L A R R L
I E F R A P O P L I T E A L A M
V K J E C E R V I C A L H N J C
A E I I J B N X X O F K I M E I
X M S N A J O H E P A U C R T S
I A A S G D D D O N G J Q C E T
L C K R E U E X D N K H U G O E
L U W R R L I D I U J D W G X R
A U Q T G O S N K B C L C D P N
R S S D H N W X A I H T C M K A
Y P Q P N Y I I C L L Y M P H C
N L V M L L M A N T N B P W T H
O E N C S E R U F C Q O R R S Y
D E J O F O E M S B V N D T Z L
E N L O H S M N R M P E V E O I
S M R T G G L D O G D O I M S H
```

LYMPH   NODE   CERVICAL
DUCT   VESSELS   SUBMANDIBULAR
AXILLARYNODES   THORACICDUCT   SPLEEN
CISTERNACHYLI   INGUINALNODES   POPLITEAL
THYMUS   INGUINAL   RED
BONE   MARROW

Major Veins

```
L  N  F  G  K  U  F  A  C  I  A  L  K  B  Z  S
S  S  C  H  S  U  B  C  L  A  V  I  A  N  P  T
A  Z  O  F  V  B  R  G  P  A  X  Y  C  Z  O  F
P  M  R  J  U  G  U  L  A  R  D  D  F  X  P  V
H  E  O  T  K  A  X  I  L  L  A  R  Y  I  I  C
E  S  N  Y  B  A  S  I  L  I  C  Y  X  Z  T  U
N  E  A  V  H  E  N  A  R  I  Z  O  T  U  E  B
O  N  R  Q  L  F  I  E  T  H  Z  M  H  S  A  I
U  T  Y  M  N  B  E  A  Y  A  X  U  O  P  L  T
S  A  A  I  I  D  P  M  V  M  P  P  R  L  H  A
H  R  E  T  L  E  C  A  O  E  K  Y  A  E  T  L
J  I  C  E  H  I  C  M  B  R  E  A  C  N  I  L
D  C  R  Y  I  A  A  C  E  H  A  R  I  I  Z  R
Z  R  J  Z  N  W  J  C  Q  X  T  L  C  C  T  M
Y  M  E  E  C  E  P  H  A  L  I  C  V  T  H  Y
V  F  V  C  E  T  V  P  U  L  M  O  N  A  R  Y
```

FACIAL	JUGULAR	SUBCLAVIAN
VENACAVA	PULMONARY	CORONARY
HEPATIC	THORACIC	SPLENIC
MESENTARIC	CEPHALIC	AXILLARY
BASILIC	CUBITAL	ILIAC
FEMORAL	SAPHENOUS	POPITEAL
TIBIAL		

Heart

```
J Y R A N O M L U P K X E N Y V
F F Y B S B D X M U I R T A R O
A H L E A M C P T Q T J R I A E
B I M M E A U X D R J S L V N G
C A G C I D A I E A U D D A O R
L X L D O V T L V P Y N U L R E
J V R M R O E A E A R I K C O A
R A X H R F C R P I E B K B C T
C P B A T A I M G C T E X U F C
K O C N N O C H V J R E S S M A
W P M E R A T K E G A X E P A R
Q D V M T T Q P I L O X I F S D
Y L K R O T A N N O O Z X F H I
K W O H H N C T I F H T W B P A
G A X A S C E N D I N G A K T C
C O G Z Y V E N T R I C L E P T
```

TRUNK	SUPERIOR	VENACAVA
ASCENDING	CORONARY	VEIN
ARTERY	ATRIUM	RIGHT
LEFT	COMMON	CAROTID
SUBCLAVIAN	PULMONARY	GREATCARDIAC
VENTRICLE	APEX	AORTA
CARDIAC		

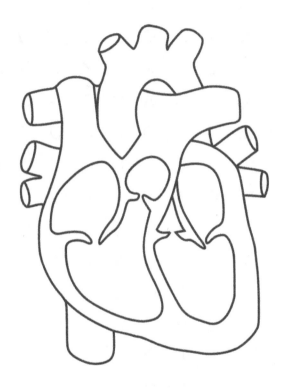

Heart 2

```
M  I  R  P  P  M  Y  J  S  X  O  L  E  J  D  V
Y  Y  T  B  E  X  Y  Y  A  L  U  A  X  O  A  I
J  M  R  C  T  R  H  O  S  G  E  G  Z  X  T  V
N  L  U  I  E  M  I  L  C  I  Q  S  O  L  B  P
R  A  C  T  Z  P  J  C  R  A  K  F  S  S  G  Q
E  T  O  R  P  G  I  A  A  C  R  U  C  E  Q  O
J  E  Q  O  P  E  N  C  O  R  G  D  P  L  V  D
S  I  N  A  A  U  S  R  A  H  D  Y  I  M  R  T
Q  R  M  I  L  J  O  T  Y  R  E  I  H  U  B  R
M  A  D  I  M  N  Z  I  U  D  D  V  U  W  M  I
B  P  M  C  A  W  A  S  N  R  F  I  L  M  O  C
A  E  D  R  Z  F  N  S  G  O  N  A  U  A  X  U
S  R  Y  F  B  I  C  U  S  P  I  D  T  M  V  S
Q  D  Y  C  O  N  N  E  C  T  I  V  E  T  E  P
C  M  U  I  D  R  A  C  O  D  N  E  D  F  Y  I
M  C  X  L  T  R  L  A  R  E  C  S  I  V  N  D
```

CONNECTIVE	TISSUE	FATTY
CORONARY	VESSELS	PERICARDIUM
PARIETAL	VISCERAL	EPICARDIUM
MYOCARDIUM	ENDOCARDIUM	TRICUSPID
VALVE	SEPTUM	SEMILUNAR
AORTIC	BICUSPID	

Respiratory Organs
Divided into Upper and Lower

```
U  V  R  E  S  P  I  R  A  T  O  R  Y  N  Q  L
N  P  X  U  Z  R  V  A  R  O  Y  O  Y  P  O  D
A  Y  N  U  H  P  E  E  R  R  N  R  U  B  R  M
S  F  N  Z  P  H  O  I  A  H  A  M  E  B  O  J
O  V  F  W  C  U  L  L  R  M  N  X  Y  R  P  G
P  V  D  A  V  I  L  Y  I  A  I  L  V  O  H  P
H  Q  R  C  U  I  I  R  Z  W  R  B  Z  N  A  H
A  T  E  O  P  A  P  D  U  C  T  F  R  C  R  A
R  A  N  A  P  L  A  R  Y  N  X  A  L  H  Y  R
Y  E  C  N  E  B  Z  D  S  V  L  Q  J  I  N  Y
N  Q  G  A  R  D  F  Z  H  O  O  Y  Y  T  X  N
X  Y  R  S  U  F  D  M  E  S  T  B  M  M  Z  X
W  Q  E  A  A  S  A  V  N  I  L  O  W  E  R  X
F  T  I  L  R  C  L  N  V  Y  M  U  G  K  S  B
C  D  Q  B  T  A  C  A  Y  O  L  M  Y  S  K  W
X  X  B  R  O  N  C  H  I  O  L  E  S  U  F  E
```

UPPER	LOWER	PRIMARY
BRONCHI	NASAL	CAVITY
NASOPHARYNX	OROPHARYNX	PHARYNX
LARYNX	TRACHEA	BRONCHIOLES
ALVEOLAR	SAC	DUCT
CAPILLARY	RESPIRATORY	

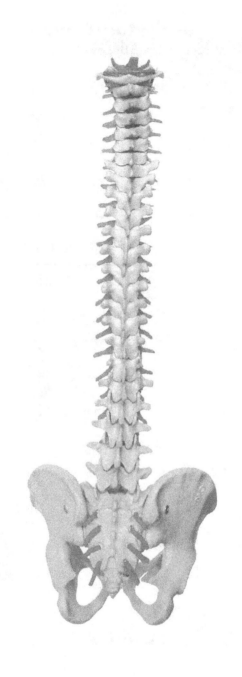

Spine

```
Y  J  T  D  O  X  C  E  R  V  I  C  A  L  A  E
R  O  K  S  A  C  R  U  M  G  V  V  Y  P  U  H
Z  L  E  W  I  Y  I  C  U  R  V  A  T  U  R  E
E  U  P  K  G  B  W  Y  O  E  E  L  Z  J  I  E
F  T  X  G  A  I  H  M  M  K  U  I  O  V  L  A
F  E  N  X  X  V  J  K  T  A  D  R  C  E  N  J
B  G  A  F  I  S  E  V  E  N  R  I  B  R  S  L
R  W  F  L  S  W  F  W  B  A  C  A  N  T  L  C
P  K  R  U  X  J  M  Z  B  A  R  G  X  E  D  Z
H  F  G  M  X  T  L  M  R  K  S  Y  I  B  U  L
I  I  F  E  C  E  U  O  R  A  C  K  C  R  Y  W
D  O  X  K  V  L  H  X  L  C  C  A  S  A  P  H
T  X  H  I  V  T  V  T  O  Z  Y  Q  T  E  H  N
L  P  F  U  T  O  A  C  X  X  J  A  T  T  B  A
I  W  X  Y  Y  J  I  T  W  E  L  V  E  G  N  O
U  C  Y  B  Q  A  H  L  W  K  A  Q  F  R  I  Q
```

SEVEN	VERTEBRAE	TWELVE
CERVICAL	THORACIC	FIVE
LUMBAR	SACRUM	COCCYX
CURVATURE	ATLAS	AXIS

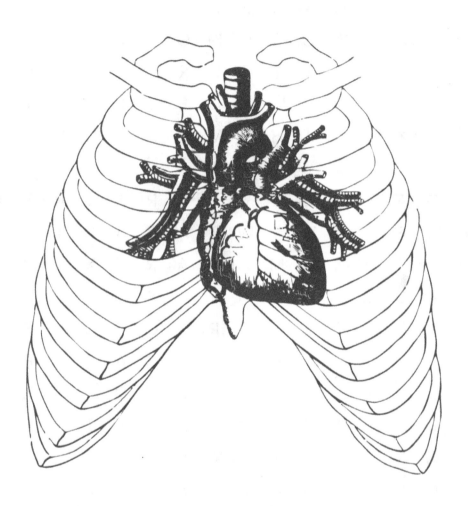

Thorax

```
Q  S  O  Z  S  Q  U  T  R  A  X  X  T  T  D  L
U  G  V  W  N  L  K  B  R  Y  A  H  J  J  M  J
L  E  E  I  G  G  D  S  R  U  G  V  L  B  Y  G
C  E  G  K  S  Q  Z  E  I  B  N  D  O  M  E  F
K  J  F  I  P  C  T  Z  G  Q  H  K  U  Y  T  A
T  V  G  T  N  R  E  G  H  H  M  N  Y  Y  N  A
Q  W  S  Q  A  T  W  R  T  U  R  N  T  I  R  U
P  K  F  K  F  U  R  J  A  E  E  C  E  B  G  S
U  K  I  I  G  R  C  A  T  L  D  V  E  C  L  T
L  H  U  C  G  A  W  S  P  S  H  T  C  A  K  N
M  B  P  L  E  U  R  A  B  L  R  E  T  K  A  P
O  F  C  Q  U  O  O  I  I  E  E  E  A  L  J  R
N  E  D  T  K  N  R  H  V  X  I  U  M  R  D  R
A  W  D  O  V  X  G  Y  H  R  W  X  R  E  T  I
R  A  H  W  D  B  X  O  A  X  R  D  N  A  G  Q
Y  F  G  M  N  E  E  P  N  T  R  N  A  I  L  E
```

RIBS
HEART
LUNG
VEIN
PARIETAL

VERTEBRA
RIGHT
ARTERY
VISCERAL
INTRAPLEURAL

STERNUM
LEFT
PULMONARY
PLEURA
TRUNK

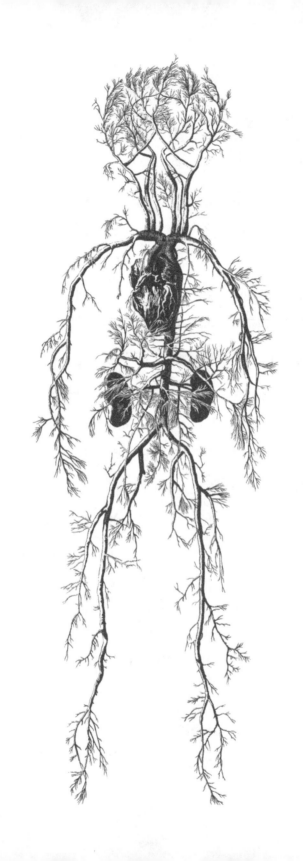

Nerves

```
G  N  B  M  B  C  M  M  F  P  F  T  G  E  R  U
T  H  A  U  X  Z  Q  Y  J  J  E  U  T  D  F  M
S  W  O  K  L  E  T  J  O  L  A  N  C  P  P  T
S  Y  J  Z  A  H  H  I  I  Z  M  X  G  B  X  E
C  J  V  J  E  P  X  C  A  U  C  T  F  I  I  R
H  A  B  J  M  N  S  R  I  R  G  M  M  D  E  G
W  F  P  Y  S  A  D  R  M  M  T  U  X  H  F  U
A  R  L  A  F  Y  U  O  N  P  I  E  T  J  T  E
N  Q  E  U  E  E  P  O  N  R  M  H  R  R  F  A
N  T  S  C  N  I  X  H  U  E  R  T  Z  Y  A  S
C  N  O  I  X  A  J  E  S  H  U  C  Y  D  T  T
E  S  P  E  H  L  N  L  Z  C  Q  R  U  E  N  X
L  E  T  N  V  I  L  Y  T  U  W  N  I  I  N  L
L  R  M  F  R  X  U  A  G  F  P  U  E  U  W  V
S  P  E  E  L  B  Y  I  W  I  V  V  G  U  M  Q
M  B  P  R  C  Q  C  Z  R  E  K  K  W  H  Y  V
```

EPINEURIUM	ARTERY	VEIN
FAT	LYMPH	PERINEURIUM
FASCILE	ENDONEURIUM	SCHWANNCELL
AXON		

Endocrine System
Glands that Secrete Hormones

```
Z  X  A  Q  A  N  C  X  R  I  W  P  F  O  I  E
C  P  A  R  A  T  H  Y  R  O  I  D  F  W  L  J
G  A  C  Q  Y  L  S  O  L  D  R  G  D  O  U  X
J  N  D  V  T  E  F  A  C  V  T  R  O  D  P  X
K  A  H  R  I  H  E  L  B  G  D  W  M  D  X  V
J  I  P  R  E  N  Y  E  B  T  L  E  F  P  X  P
Y  S  A  L  I  N  Z  R  Q  X  B  Q  P  I  H  V
H  V  H  P  C  J  A  V  O  L  F  T  A  T  D  N
O  L  Y  L  F  U  U  L  J  I  N  I  N  U  Y  I
A  Q  Y  J  F  X  R  H  S  G  D  Y  C  I  H  A
K  V  T  E  S  T  E  S  T  L  N  M  R  T  W  Q
Q  O  E  H  N  T  S  J  M  I  V  H  E  A  E  P
N  H  V  Q  R  T  E  J  Y  W  A  G  A  R  M  Q
Q  R  Z  T  O  V  X  P  E  J  V  Y  S  Y  B  I
T  C  I  C  N  T  H  Y  M  U  S  I  B  P  F  M
H  R  H  Y  P  O  T  H  A  L  A  M  U  S  A  X
```

PITUITARY   PINEAL   HYPOTHALAMUS
THYROID   PARATHYROID   THYMUS
ADRENALS   PANCREAS   OVARIES
TESTES

Peritoneum

```
M  X  P  P  N  V  A  T  V  S  L  I  Q  L  Z  S
E  I  L  L  A  T  I  Z  B  L  T  R  R  Z  Q  M
S  G  P  P  U  N  N  S  Q  T  E  O  I  J  E  X
E  G  R  I  A  J  C  R  C  D  O  M  M  S  V  Q
N  W  C  W  Q  R  E  R  D  E  F  Q  R  A  J  J
T  S  Z  C  X  V  I  A  E  N  R  E  F  N  C  V
E  S  M  K  I  X  L  E  Q  A  V  A  W  U  X  H
R  D  M  L  B  B  B  X  T  S  S  S  L  I  G  N
Y  U  N  A  Z  U  R  I  N  A  R  Y  B  N  R  J
B  O  N  O  L  W  K  A  T  U  L  O  K  T  E  L
U  D  H  D  O  L  R  A  O  W  W  M  P  E  A  G
O  E  A  J  B  T  E  I  L  O  L  E  M  S  T  Q
P  N  A  Z  A  R  C  E  M  E  F  N  E  T  E  Z
Y  U  Q  D  E  B  T  Q  P  B  A  T  K  I  R  I
S  M  B  J  Z  C  U  B  B  Q  Z  U  E  N  C  B
D  R  G  X  I  T  M  Y  U  K  G  M  S  E  O  K
```

VISCERAL	PARIETAL	GREATER
OMENTUM	SMALL	INTESTINE
URINARY	BLADDER	RECTUM
MESENTERY	TRANSVERSE	DUODENUM
PANCREAS	STOMACH	LIVER

Digestive System
Digestion and Absorption of Nutrients

```
E  S  C  D  E  S  C  E  N  D  I  N  G  X  S  Q
Z  C  O  T  S  S  H  S  J  N  K  C  W  Z  I  J
A  O  L  W  M  T  R  O  P  E  P  B  B  L  H  E
N  Q  O  A  O  T  K  P  B  H  J  D  O  W  U  K
A  G  N  D  U  D  R  H  G  W  A  U  H  G  X  W
L  G  D  S  T  N  G  A  T  U  F  R  N  W  R  G
C  V  R  A  H  D  S  G  N  L  R  O  Y  U  Q  F
A  D  Q  N  Y  A  X  U  K  S  T  E  B  N  M  S
N  L  U  S  W  M  S  S  Y  H  V  B  C  J  X  H
A  A  Q  O  Q  G  D  C  C  R  C  E  J  T  I  M
L  Y  F  R  D  M  I  A  E  U  I  X  R  M  U  G
G  E  O  K  U  E  M  L  E  N  W  N  H  S  D  M
C  H  L  C  Q  O  N  X  E  X  D  T  D  G  E  Z
H  A  E  E  T  Q  M  U  M  U  E  I  Z  Z  R  O
V  C  W  S  Z  W  X  G  M  E  M  R  N  N  U  Y
B  G  G  S  E  D  R  N  T  J  Y  Q  J  G  O  T
```

ANALCANAL	ASCENDING	CECUM
COLON	DESCENDING	DUODENUM
ESOPHAGUS	ILEUM	JEJUNUM
MOUTH	PHARYNX	RECTUM
STOMACH	TEETH	TONGUE
TRANSVERSE		

Digestive System 2

```
D S U B M A N D I B U L A R G B
T G N M E M B R A N E D F Y R M
G D F L G L A N D S E M R U S U
V K L M U C O U S U O A H L U S
G J Q R G U N A G E V D A N B C
A I A Q K W E N Q I R U J J M U
L A G C F R O V L E G A S J U L
L L C A C T I A V N P P D N C A
B P G N P K S I I W S P V N O R
L O A N Q T L L Y N P E O T S I
A P O R O Q B D T I Z N R F A S
D U N Z O U I S E L E D V O G K
D F B F S T V C E P A I E J S O
E X H O V H I R T N Z X V T M A
R U Y U S A L D H A S R G K L U
B U V E R I F O R M E T Z O E W
```

TEETH	TONGUE	SALIVARY
GLANDS	PAROTID	SUBMANDIBULAR
SUBLINGUAL	LIVER	GALLBLADDER
PANCREAS	APPENDIX	VERIFORM
MUCOUS	MEMBRANE	SUBMUCOSA
MUSCULARIS	SEROSA	

Mouth

```
X  W  S  O  F  T  P  A  L  A  T  E  K  H  O  G
D  J  A  Z  A  I  L  Y  M  X  A  J  H  A  H  M
Y  V  P  G  K  U  N  U  D  L  S  T  S  R  R  L
V  B  R  V  V  J  L  X  L  D  O  Y  R  D  K  I
A  L  L  U  Q  U  W  I  M  O  R  S  Y  P  V  E
L  U  J  I  N  U  P  C  T  G  T  D  T  A  I  P
L  L  V  E  P  A  T  M  T  C  O  V  Y  L  C  R
A  I  R  T  P  P  O  O  X  B  O  S  P  A  Z  E
T  F  D  I  I  D  W  J  N  I  M  Y  P  T  N  M
E  W  U  P  S  N  U  V  I  G  E  O  G  E  U  O
J  D  C  I  J  M  C  C  L  E  U  R  O  O  T  L
H  I  W  A  Y  B  R  I  T  O  C  E  T  N  B  A
B  H  W  J  N  M  Q  W  S  H  U  C  O  S  Q  R
B  V  V  D  Q  I  G  M  R  O  I  R  T  Q  X  O
J  D  P  L  K  U  N  I  S  G  R  K  X  B  F  D
D  I  A  U  S  U  E  E  B  F  T  W  B  N  W  G
```

LIP	HARDPALATE	SOFTPALATE
UVULA	TONGUE	ROOT
BODY	TIP	VALLATE
PAPILLAE	FRENULUM	DUCT
INCISOR	CANINE	PREMOLAR
WISDOMTOOTH		

Teeth

```
L T P U L P C A V I T Y I J K S
F P W A P E Y Z S Q S O N V A Q
F L Y Z I C E E N N P W T D P A
B A R I H U D Q V D O K U S E E
K A J O X S I N M R D Y R G C E
L G X K O P I U C D D J R I G H
P B R Y E T T E C O W C Y N Z B
Z B R M N N C V H P M B D G E Q
G H Q E E O A A E D F Z X I W S
N T D M C K V M N N X E S V H R
Y I E E C A J B A A G L D A W O
W C O E A T O A E L L J K T J O
E B N U M K S N D E M F O B E T
C X W A L L W D V G I B B O N E
X R T Y S D T F B T E J T Z Y F
N F M C V C N V O M G M Q I P R
```

CUSP	CROWN	NECK
ROOT	ENAMAL	DENTIN
PULPCAVITY	GINGIVA	ROOTCANAL
CEMENTUM	BONE	

Tooth

```
P  O  D  V  I  H  A  Z  O  B  W  Q  Q  G  H  Q
E  C  N  Q  X  S  U  Q  F  C  C  R  K  U  I  S
R  C  O  U  B  R  C  Q  B  J  O  P  G  B  E  H
I  P  R  Z  B  X  N  A  O  U  U  V  N  O  M  P
D  S  V  O  S  C  V  E  R  C  T  I  E  N  Y  Y
O  M  R  U  O  I  E  X  R  N  X  N  N  E  U  X
N  D  I  D  G  T  O  M  E  V  A  S  V  V  S  B
T  H  P  N  D  R  C  M  E  R  E  N  A  M  A  L
A  Z  I  S  N  A  A  A  B  N  L  S  N  E  C  Y
L  G  H  W  V  G  B  M  N  V  T  I  I  H  A  C
K  E  O  Y  I  E  E  B  W  A  T  U  P  W  V  Z
L  R  Y  L  W  M  S  B  Q  N  L  U  M  S  I  L
C  W  W  N  N  E  X  S  E  G  N  H  G  Q  T  A
M  S  Q  C  B  R  C  D  E  R  O  O  T  M  Y  A
H  P  U  L  P  T  K  N  U  L  M  O  O  Y  F  A
J  R  W  D  C  H  B  Q  U  X  S  W  V  V  M  D
```

CUP	CROWN	ROOT
ENAMAL	DENTIN	PULP
CAVITY	NERVES	VESSELS
GINGIVA	ROOTCANAL	PERIDONTAL
LIGAMENT	MEMBRANE	CEMENTUM
BONE		

We hope you are enjoying these
word puzzles.

Look out for more titles on our
website.

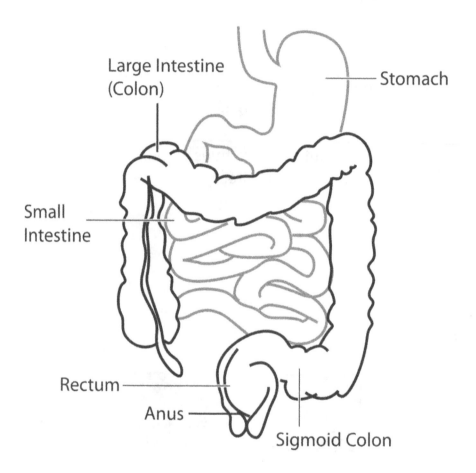

Large Intestine
(Colon)

Stomach

Small
Intestine

Rectum

Anus

Sigmoid Colon

Stomach

```
S  A  L  A  E  R  L  B  C  D  Z  P  W  U  B  K
C  Z  F  T  K  M  P  A  E  A  P  Z  E  Q  M  Q
K  L  U  Q  P  D  J  R  Y  H  R  U  T  Y  R  E
B  B  N  C  L  Y  E  N  A  E  Q  D  T  S  L  A
O  B  D  S  I  T  L  S  L  I  R  S  I  C  C  S
P  I  U  P  A  R  O  O  L  P  U  J  S  A  P  U
S  R  S  E  C  C  C  B  R  R  M  U  W  O  C  B
P  D  R  T  U  R  O  U  O  I  M  Q  N  F  W  M
H  G  L  M  F  Y  U  L  L  Y  C  B  O  D  Y  U
I  I  J  E  B  C  Y  G  Z  A  S  Y  G  S  L  C
N  C  G  V  S  P  S  S  A  Y  R  R  I  B  U  O
C  V  O  N  Y  S  R  T  M  E  L  A  D  K  Y  S
T  B  W  L  T  T  E  S  O  P  H  A  G  U  S  A
E  P  L  U  D  F  E  R  X  C  G  J  Q  I  Q  P
R  J  D  U  D  U  O  D  E  N  U  M  T  S  Z  J
M  E  S  O  O  P  E  N  I  N  G  T  W  K  X  K
```

BODY	CARDIAC	CIRCULAR	DUODENUM
ESOPHAGUS	FUNDUS	GREATER	LAYER
LESSER	MUCOSA	MUSCLE	OBLIQUE
OPENING	PYLORIC	PYLORUS	RUGAE
SPHINCTER	SUBMUCOSA		

Chemical Digestion

```
Y  D  P  A  N  C  R  E  A  T  I  C  Q  T  R  Y
G  L  V  G  X  Y  S  Z  N  L  I  P  A  S  E  S
M  N  A  O  I  I  M  Y  N  E  B  E  J  F  C  S
G  H  I  C  Z  N  M  G  Y  I  S  J  U  I  N  U
A  Z  A  F  T  A  T  D  I  A  V  X  I  W  U  C
S  Y  C  A  J  A  Q  E  E  C  F  T  C  Z  O  R
T  P  I  Y  W  P  S  T  S  H  O  A  E  T  Q  A
R  E  D  X  W  B  O  E  R  T  I  Y  H  Z  V  S
I  P  X  S  B  R  P  E  P  S  I  N  M  L  E  E
C  T  R  A  P  U  Y  P  X  W  T  N  Z  S  Y  A
J  I  Y  L  F  E  N  Z  Y  M  E  S  A  X  O  E
U  D  Q  I  I  T  I  K  V  Q  A  T  C  L  U  N
I  A  M  V  Y  G  H  I  Z  Z  L  H  P  T  S  U
C  S  V  A  Z  Z  E  R  C  A  G  H  Z  F  Q  X
E  E  U  X  J  P  X  B  M  V  O  I  A  R  A  F
Y  S  F  I  A  M  Y  L  A  S  E  R  U  O  A  B
```

SALIVA	AMYLASE	GASTRICJUICE
PROTEASE	PEPSIN	ACID
PANCREATIC	JUICE	LIPASES
INTESTINAL	ENZYMES	PEPTIDASES
SUCRASE	LACTASE	MALTASE

Large Intestine

```
D  D  A  S  C  E  N  D  I  N  G  J  F  V  H  X
A  M  P  X  X  I  D  N  E  P  P  A  A  D  B  B
S  P  L  E  N  I  C  G  F  R  W  L  A  J  C  G
G  J  R  V  V  T  R  H  S  M  V  S  Y  C  I  L
A  V  O  N  E  Z  R  C  O  E  U  W  R  H  R  K
F  H  I  P  O  R  H  A  E  R  I  S  E  B  E  X
Q  W  R  H  V  L  I  E  N  X  G  P  T  C  T  G
I  F  E  L  O  E  O  F  P  S  Z  X  R  Y  N  N
L  L  F  E  F  C  I  C  O  A  V  N  A  R  E  I
E  E  N  V  P  H  E  N  M  R  T  E  Z  G  S  D
O  X  I  Z  E  O  U  C  E  Z  M  I  R  N  E  N
C  U  E  F  B  H  J  A  U  V  P  L  C  S  M  E
E  R  B  K  F  R  P  Y  O  M  U  U  A  F  E  C
C  E  F  K  M  U  T  C  E  R  A  L  G  E  L  S
A  G  S  I  G  M  O  I  D  C  J  Q  B  M  P  E
L  F  S  D  U  Z  T  Y  R  A  Z  G  R  S  C  D
```

VERIFORM	APPENDIX	CECUM	ILEOCECAL
VALVE	ASCENDING	COLON	HEPATIC
FLEXURE	TRANSVERSE	SPLENIC	INFERIOR
MESENTERIC	ARTERY	VEIN	DESCENDING
SIGMOID	RECTUM		

Small Intestine

```
I V M I C R O V I L L I O O C J
H F J M K Q D U A F U A L A O P
W S O E Q F X X X M S A P F C V
G M F U J Q B C J O N H U O R O
C V W A M U E G C I U E T A M D
E E H J Q L N U D J P V L B E S
P I G F C B M U A H J U D B S U
I N V S Q N T P M R C T I S E B
T L U X F I T L V R T D S D N M
H M A T G K P I I D P E U G T U
E A B N T E U C E T N N R G E C
L W O X W F N A O C Q V H Y R O
I L L D G X W L A C T E A L Y S
U I L Y M P H N O D E Q Y I C A
M V I L L U S I S N S U F V V Z
T D Y M U S C U L A R I S P H W
```

MESENTERY   MUSCULARIS   LONGITUDINAL
CIRCULAR   MUSCLE   SUBMUCOSA   MUCOSA
PLICA   LYMPHNODE   JEJUNUM   VILLUS
EPITHELIUM   MICROVILLI   VEIN   ARTERY
LACTEAL

Amino Acids

```
Y  T  P  F  T  Y  R  O  S  I  N  E  W  M  L  P
V  H  L  R  Z  A  S  P  A  R  G  I  N  E  Z  H
X  I  G  G  O  G  A  G  L  Y  C  I  N  E  E  M
T  S  Y  W  W  L  L  K  B  Y  G  Q  N  N  R  E
R  T  E  G  M  I  I  U  R  V  I  I  I  Y  E  T
Y  I  H  G  L  G  S  N  T  S  N  N  Z  N  K  H
P  D  B  R  F  U  F  O  E  A  I  A  I  M  Q  I
T  I  H  E  E  Q  T  M  L  G  M  L  G  F  W  O
O  N  S  Y  S  O  J  A  R  E  A  I  R  U  K  N
P  E  O  K  X  L  N  A  M  V  U  R  N  U  T  I
H  G  N  O  D  Q  E  I  K  I  Y  C  C  E  C  N
A  K  O  U  Q  M  J  U  N  Z  C  G  I  I  F  E
N  S  E  R  I  N  E  U  C  E  J  A  B  N  H  E
K  H  V  K  V  G  G  W  Y  I  I  L  C  I  E  P
C  Y  S  T  E  I  N  E  H  N  N  N  Z  I  K  Y
J  U  L  Y  S  I  N  E  I  I  O  E  G  E  D  E
```

HISTIDINE	ISOLEUCINE	LEUCINE
LYSINE	METHIONINE	THREONINE
TRYPTOPHAN	VALINE	ALANINE
ARGININE	ASPARGINE	CYSTEINE
GLUTAMICACID	GLUTAMINE	GLYCINE
PROLINE	SERINE	TYROSINE

Major Minerals

```
L  Z  L  H  M  Z  G  Q  X  K  X  W  A  O  D  L
K  L  T  P  O  A  K  D  J  L  F  X  F  B  P  M
M  R  O  W  O  Y  G  S  D  Q  Z  M  O  R  L  A
V  R  Q  J  E  T  V  N  T  X  S  T  W  S  W  N
V  X  Q  I  C  X  A  L  E  U  R  B  F  C  A  G
S  E  L  T  M  O  A  S  R  S  M  I  A  T  J  A
O  K  M  G  Y  B  P  O  S  U  I  A  Z  U  I  N
D  R  T  Z  O  W  H  P  I  I  Y  U  A  V  U  E
I  F  H  C  L  P  I  C  E  I  U  X  M  X  J  S
U  R  A  Q  S  S  L  C  Z  R  U  M  M  E  I  E
M  Z  U  O  C  A  O  M  I  O  L  R  N  O  R  E
H  G  H  V  C  R  D  A  N  N  D  I  F  Z  W  N
M  P  T  C  I  J  E  G  C  C  D  S  Q  E  K  Y
A  F  I  V  E  N  U  J  P  O  H  I  K  R  M  X
E  S  B  T  S  M  H  L  I  R  C  L  J  O  B  L
W  F  N  Z  Z  C  H  L  O  R  I  D  E  D  A  L
```

CALCIUM	CHLORIDE	COBALT
COPPER	IODINE	IRON
MAGNESIUM	MANGANESE	PHOSPHORUS
POTASSIUM	SODIUM	ZINC

Urinary Sysyem

```
A  W  C  A  P  S  U  L  E  C  O  R  T  E  X  M
J  K  Z  Q  R  E  N  A  L  P  E  L  V  I  S  Q
E  K  U  B  L  A  D  D  E  R  A  I  M  N  E  F
M  U  P  V  C  S  D  U  C  T  F  P  Y  D  H  P
E  A  T  U  V  J  W  V  P  E  L  V  I  S  U  M
D  Z  F  T  L  U  C  O  N  X  V  E  F  L  S  O
U  G  E  F  F  E  R  E  N  T  L  O  O  P  A  I
L  B  L  N  E  C  C  S  C  U  U  T  T  V  B  A
L  H  O  O  B  R  D  O  B  A  K  I  D  N  E  Y
A  S  E  W  M  I  E  U  R  V  L  T  G  Q  V  C
Z  L  V  N  M  E  T  N  C  P  U  Y  R  Y  Y  I
Z  Z  M  A  L  A  R  E  T  H  U  E  X  Y  W  F
N  G  R  E  W  E  N  U  Y  T  T  S  B  B  Z  J
W  Y  P  T  D  Q  O  S  L  E  P  W  C  L  G  U
P  P  D  T  N  G  Y  A  R  U  L  G  L  L  N  V
U  R  E  T  H  R  A  U  A  J  S  E  H  S  E  U
```

KIDNEY	URETER	RENALPELVIS
BLADDER	URETHRA	CORTEX
MEDULLA	PYRAMIDS	PAPILA
PELVIS	CALYX	CORPUSCLE
GLOMERULUS	TUBULE	BOWMANS
CAPSULE	AFFERENT	EFFERENTLOOP
HENLE	DUCT	

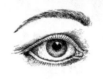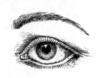

Eye

```
Q  H  V  R  W  A  C  D  I  W  F  P  Q  C  I  Y
A  Q  I  D  J  O  O  L  T  R  L  E  N  S  Z  P
N  J  B  O  F  I  Z  O  A  C  I  M  I  F  J  O
T  N  M  E  R  C  M  U  C  C  C  S  W  G  B  S
E  K  Q  O  F  H  A  Q  S  I  R  H  R  K  B  T
R  D  H  C  D  A  E  Y  F  C  L  I  S  C  S  E
I  C  R  Y  D  M  Y  A  R  G  O  I  M  D  E  R
O  I  X  O  U  B  R  P  E  S  D  R  A  A  S  I
R  Q  A  G  Z  E  Q  J  T  C  N  J  N  R  L  O
O  G  R  L  L  R  X  M  I  P  E  B  E  E  Y  R
F  D  W  C  C  B  D  T  N  K  U  E  M  U  A  C
V  O  S  N  R  A  P  R  A  A  L  P  L  I  D  G
Y  B  V  X  T  O  L  U  T  E  A  S  I  Z  S  A
D  O  X  E  R  F  W  Z  M  M  A  C  U  L  A  V
X  D  R  U  A  X  C  A  R  U  N  C  L  E  G  D
A  Y  Y  M  V  O  O  P  T  I  C  N  E  R  V  E
```

LACRIMAL	CARUNCLE	PUPIL
LENS	CORNEA	ANTERIOR
CHAMBER	IRIS	LID
CILIARY	BODY	RETINA
CHORIOD	SCLERA	POSTERIOR
MACULA	LUTEA	FOVEA
OPTICNERVE	OPTICDISK	

Ear

```
V  J  H  A  S  O  V  A  L  W  I  N  D  O  W  S
X  Y  M  E  A  T  U  S  S  G  W  O  G  G  O  J
S  G  N  C  C  U  D  E  S  A  Z  P  N  U  S  G
Z  I  H  Q  C  G  L  L  P  I  N  N  A  B  N  L
S  L  T  T  C  P  A  E  L  D  Y  D  Y  E  A  T
W  B  F  X  A  N  L  M  E  M  B  R  A  N  E  E
A  F  C  T  A  C  O  C  H  L  E  A  R  Q  B  M
U  T  S  C  I  E  F  O  C  V  F  E  D  B  S  P
D  O  Y  R  H  M  Q  I  R  R  T  S  H  U  M  O
I  D  U  M  C  K  T  E  D  X  U  M  C  H  M  R
T  A  N  C  P  S  N  N  E  E  A  N  X  R  I  A
O  J  C  S  U  A  M  U  L  I  I  O  Z  K  D  L
R  A  A  O  J  U  N  L  X  E  V  G  P  R  D  B
Y  U  C  P  W  W  A  I  I  N  N  E  R  L  L  O
M  A  S  P  D  M  C  B  C  A  W  M  W  G  E  N
Y  R  Y  N  Y  V  E  S  T  I  B  U  L  E  E  E
```

EXTERNAL	MIDDLE	INNER
AURICLE	PINNA	TEMPORALBONE
AUDITORY	MEATUS	MALLEUS
INCUS	STAPLES	TYMPANIC
MEMBRANE	CANALS	OVALWINDOW
ACOUSTIC	NERVE	VESTIBULE
COCHLEA		

Sense Organs

```
P  E  P  V  G  O  L  G  I  T  E  N  D  O  N  C
T  R  S  P  I  N  D  L  E  S  O  R  B  L  P  E
E  T  E  J  G  B  Q  G  P  V  E  O  T  E  A  N
M  E  A  S  K  C  R  M  U  S  C  L  E  N  C  E
P  V  A  M  S  D  A  A  U  O  E  U  D  C  I  R
E  P  X  E  K  U  H  A  T  M  Z  X  D  A  N  V
R  Z  R  I  N  I  R  F  T  I  J  S  G  P  I  E
A  X  M  S  V  K  U  E  K  O  O  K  T  S  A  E
T  K  Y  S  L  B  O  T  H  H  U  N  V  U  N  N
U  N  R  N  R  U  F  F  I  N  I  C  Q  L  D  D
R  N  C  E  R  N  M  P  B  K  E  F  H  A  P  I
E  A  U  R  O  K  B  A  M  D  O  U  R  T  O  N
S  K  M  E  P  Q  Y  I  E  S  R  D  O  E  U  G
T  E  J  B  C  Y  U  N  D  F  K  Y  D  D  E  S
H  D  R  E  C  E  P  T  O  R  S  P  N  S  O  J
E  A  H  R  Y  C  O  R  P  U  S  C  L  E  S  W
```

NERVEENDINGS	FREE	ENCAPSULATED
NAKED	MEISSNER	CORPUSCLES
RUFFINI	PACINIAN	KRAUSE
GOLGITENDON	RECEPTORS	MUSCLE
SPINDLES	PAIN	TOUCH
TEMPERATURE	PRESSURE	VIBRATION

Specialized Sense Organs

```
Y  P  H  O  T  O  R  E  C  E  P  T  O  R  S  R
N  Z  I  N  E  Y  C  O  G  W  A  N  T  Q  P  M
B  O  X  I  E  N  I  R  F  Z  O  J  Y  J  Z  P
B  S  R  O  A  S  T  S  U  I  L  R  P  A  O  A
E  J  O  L  A  M  J  A  S  F  O  H  L  Q  E  M
L  Y  A  F  R  E  C  I  S  T  E  D  A  A  V  P
U  B  J  A  B  L  V  M  A  T  L  B  T  L  U  U
C  Z  T  C  V  L  U  T  X  G  E  S  J  Z  I  L
O  K  X  T  N  O  S  E  G  S  I  C  E  A  R  L
R  Z  K  O  X  U  L  N  P  R  Y  L  V  B  G  A
T  E  R  R  G  Y  I  Y  C  C  L  R  O  D  S  R
I  Y  G  Y  L  R  A  W  W  O  L  Q  A  A  S  E
H  A  J  A  A  N  A  I  O  N  A  U  N  H  Y  S
N  J  C  E  L  L  S  Q  V  E  B  M  B  E  D  R
L  Q  H  Y  A  K  D  Q  H  S  W  R  H  A  Q  F
Z  M  O  T  A  S  T  E  B  U  D  S  P  F  Y  H
```

EYE   EAR   NOSE
TASTEBUDS   VISION   HEARING
BALANCE   SMELL   TASTE
RODS   CONES   CORTI
CRISTAE   AMPULLARES   OLFACTORY
CELLS   GUSTATORY   PHOTORECEPTOR

Taste and Smell

```
O  L  F  A  C  T  O  R  Y  Y  L  S  S  B  N  I
N  O  S  E  N  E  Y  V  N  C  K  O  D  B  P  O
U  G  G  Z  A  A  L  O  H  K  S  X  S  Y  E  V
R  F  W  O  S  N  D  L  V  E  F  E  C  L  M  A
L  X  S  F  A  W  W  T  S  X  V  Y  I  M  U  G
J  G  T  T  L  B  R  G  A  R  H  B  L  U  W  W
N  S  S  O  C  E  Q  O  E  S  L  W  I  S  R  J
A  U  W  N  A  M  P  N  O  U  T  T  A  O  N  L
W  R  B  G  V  M  U  I  B  T  B  E  Z  U  B  U
F  U  C  U  I  T  S  T  T  A  F  R  B  R  M  Q
H  N  F  E  T  D  C  Q  C  H  U  L  K  U  L  L
E  B  S  V  Y  A  N  A  W  Y  E  D  C  T  D  F
E  X  A  E  R  B  I  T  T  E  R  L  S  C  N  S
A  N  L  T  B  L  V  T  G  V  L  Y  I  I  V  F
Q  V  T  S  W  E  E  T  T  O  B  Z  E  U  V  R
S  F  H  U  G  U  S  T  A  T  O  R  Y  S  M  O
```

TONGUE	NOSE	ROOT
BITTER	SOUR	SALT
SWEET	TASTEBUDS	NASALCAVITY
OLFACTORY	EPITHELIUM	BULB
NERVES	TRACT	CILIA
CELLS	GUSTATORY	

Word Search Puzzles

Surgical Instruments

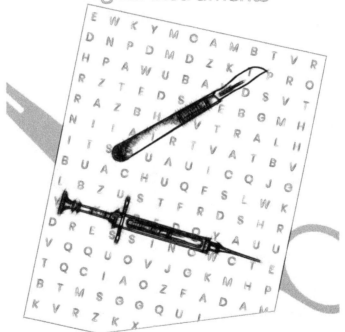

A fun way to learn or review
the names of surgical instruments

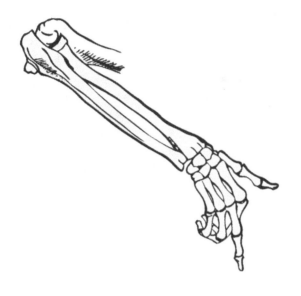

Solutions

Anatomical Directions - Solution

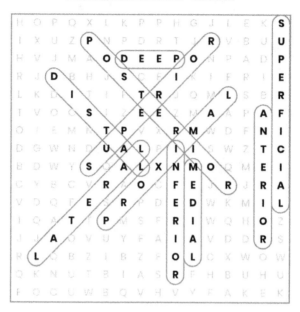

Apenicular Skeleton - Solution

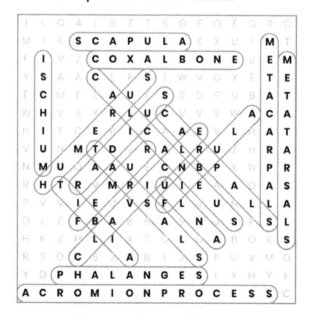

Axila Skeleton – Solution

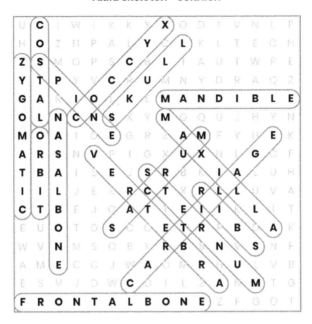

Bones of the Skull – Solution

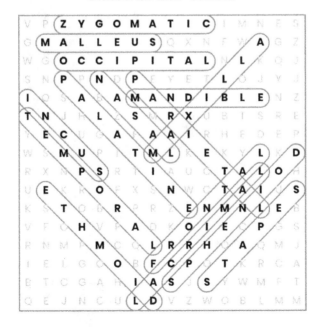

Head and Neck 1 - Solution

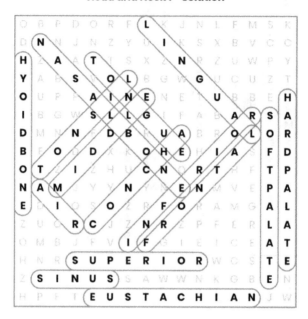

Head Neck 2 - Solution

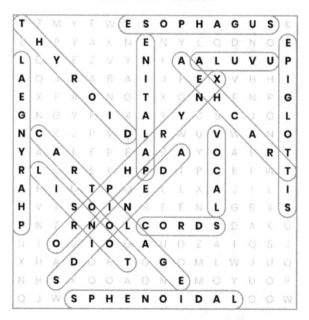

Skeleton 1 - Solution

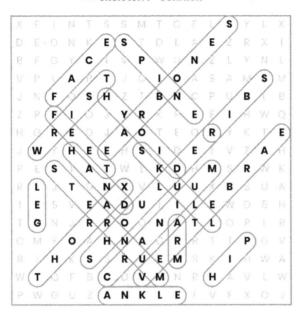

Skeleton 2 - Solution

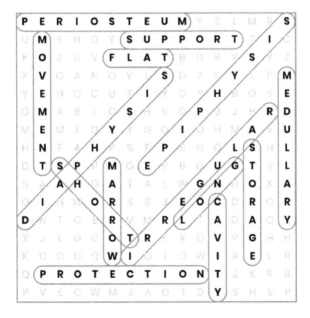

Body Cavities and Regions - Solution

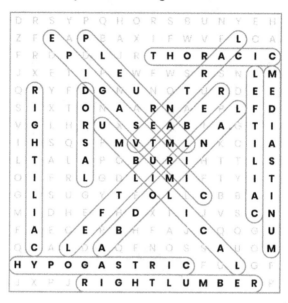

Body Systems - Solution

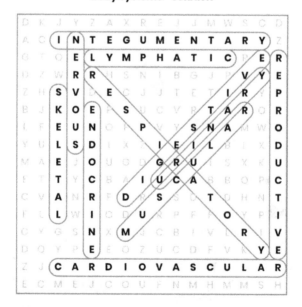

Tissues - Solution

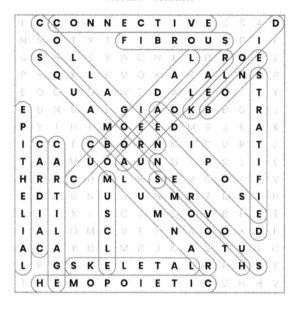

Organs 1 - Solution

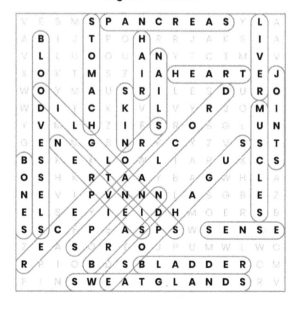

Organs 2 - Solution

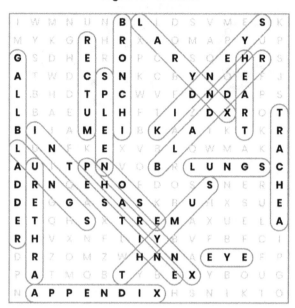

Major Arteries - Solution

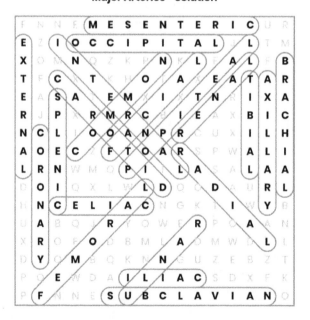

Lymphatic System - Solution

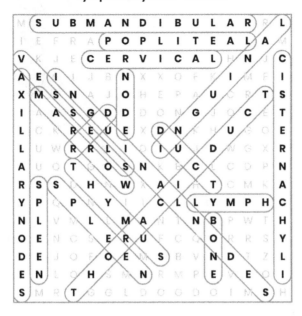

Major Veins - Solution

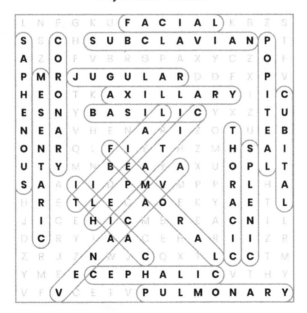

Heart - Solution

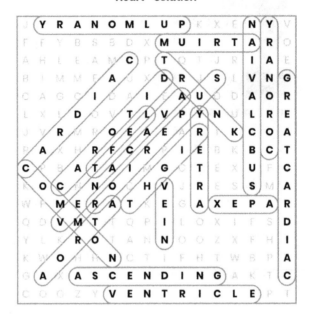

Heart 2 - Solution

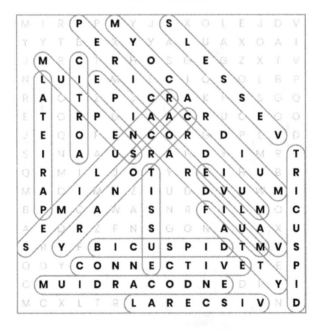

Respiratory Organs - Solution

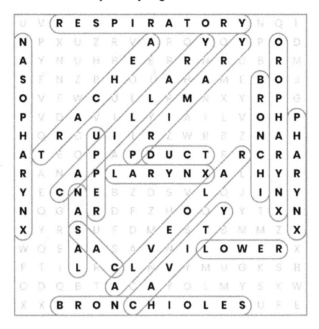

Spine - Solution

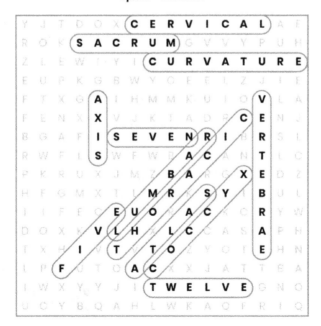

Thorax - Solution

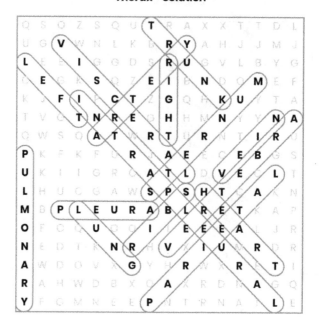

Nerves - Solution

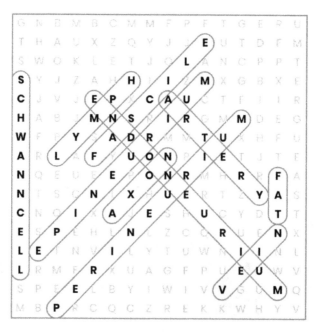

Endocrine System – Solution

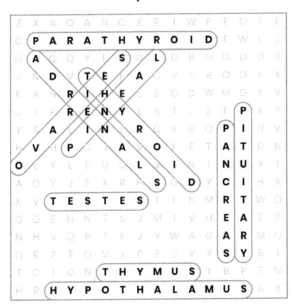

Peritoneum – Solution

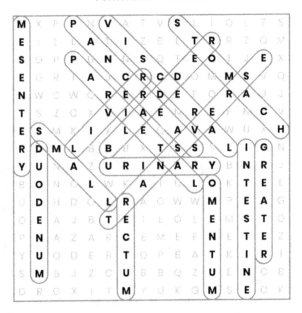

Digestive System - Solution

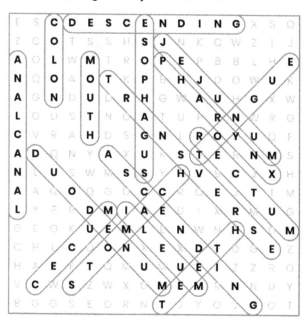

Digestive System 2 - Solution

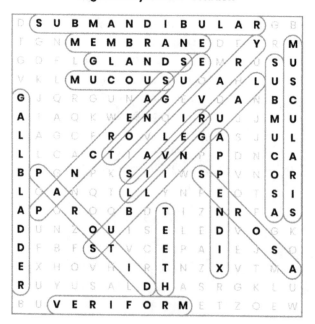

Mouth – Solution

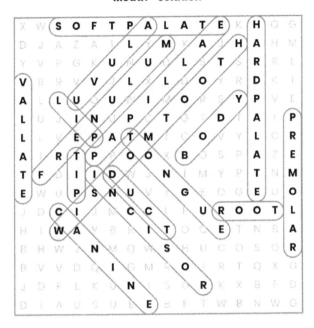

Teeth – Solution

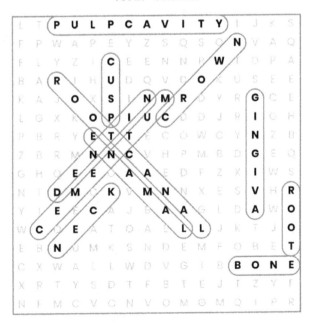

Tooth - Solution

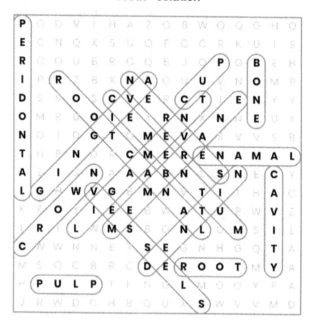

Chemical Digestion - Solution

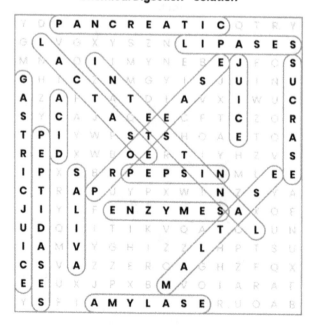

Specialized Sense Organs – Solution

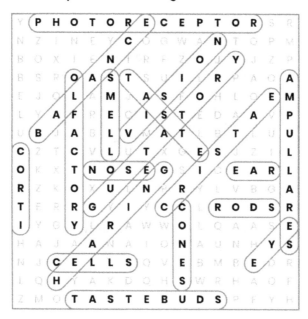

Taste and Smell – Solution

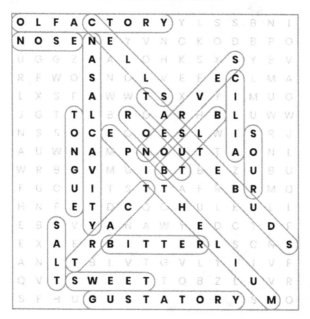

WEN Publishing is pleased to launch a series of books:
"Word Puzzles for Healthcare Professionals".

The series includes Word Searches, Double puzzles
Word Scrambles and Cryptograms.
These books are useful for
education and revision (plus fun to complete).

Follow us at:

https://www.facebook.com/WENpublishing

Website: http://wenpublishing.com/

Contact us: info@wenpublishing.com

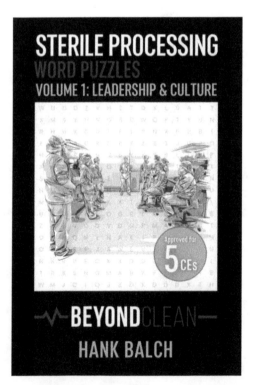

We hope you enjoyed these word puzzles.
Look out for more titles on our website.

CPSIA information can be obtained
at www.ICGtesting.com
Printed in the USA
BVHW082138251121
622517BV00017B/708

9 780995 290884